MEXICO MASKS | RITUALS

MEXICO MASKS | RITUALS

PHYLLIS GALEMBO

RADIUS BOOKS

D.A.P. / DISTRIBUTED ART PUBLISHERS

CONTENTS

INTRODUCTION

Sergio Rodríguez-Blanco

EL TIEMPO ETERNO DE LA FOTOGRAFÍA

El mito, el conjunto de representaciones mentales que integran una visión particular del mundo, habita el espacio de lo imaginario. Producciones materiales de la cultura como máscaras, indumentarias, instrumentos musicales, alimentos, bebidas o palabras pronunciadas como mantras son algunos de los elementos rituales que deben acompañar de forma indisoluble a la expresión corporal —la danza, el gesto, el movimiento—, acciones sin las que no sería posible llevar a cabo el rito. Para Mircea Eliade, en su libro *Lo sagrado y lo profano*, igual que para Claude Levi-Strauss, el rito es un mito en acción y constituye el origen de la música, la poesía, la danza, el teatro y la pintura. Es decir, el rito pone al mito en escena; materializa lo que el mito imagina.

En las culturas ancestrales de la latitud de la Tierra que hoy llamamos México —y también en lo mucho que ha sobrevivido de ellas en la actualidad a través de lo que denominamos cultura popular—, los participantes en los ritos que coinciden generalmente con festividades del calendario católico, en sus danzas y cánticos, portando máscaras y vestuarios, dejan de ser ellos mismos para convertirse en un ancestro, en una deidad. Objeto y cuerpo quedan fundidos en uno mismo para catapultarse a otra dimensión temporal fuera de la historia. Se remontan al mito para apelar al origen comunitario, para recuperar, por un instante, el resplandor del tiempo original y fortalecer las conductas sociales, para reivindicar su *ethos*.

La cosificación propia de la cultura de masas, donde el hombre ya no participa sino que consume, ha vaciado el origen ritual de muchos de los artefactos culturales que nos rodean. La sociedad de consumo tiende a desritualizar y exotizar cualquier objeto cuando lo despoja de su significado, y con ello garantiza la colocación del mismo en el mercado, transformado ya en mercancía o en objeto exhibitivo, pero desposeído de sentido. Un ejemplo sería colgar una máscara huasteca en un hotel boutique como objeto ornamental, mismo que aparecerá probablemente en el *selfie* de un turista posteado en su red social.

El trabajo fotográfico de Phyllis Galembo en México efectúa una investigación visual que busca, precisamente, recuperar y capturar desde su mirada fotográfica los valores plásticos de la cultura popular indígena y mestiza depositados en sus artefactos rituales. Galembo viajó a la Riviera Maya mexicana por primera vez a fines de los años setenta, cuando casi no había turismo. En una pequeña comunidad fue invitada a participar en una ceremonia local, en donde las mujeres portaban huipiles (blusas bordadas) como parte de la celebración anual. Su interés visual por México arrancó en este viaje inicial, pero también su obsesión por documentar las fiestas y las vestimentas rituales —mismo que se convertiría en el motor de su posterior trabajo en Nigeria, Ghana, Zambia, Haití, Cuba y Jamaica. En el corpus fotográfico que ha trabajado en México durante los últimos diez años, Galembo se ha dado a la tarea de fotografiar in situ las máscaras y los vestuarios de comunidades muy distantes geográficamente, y muy diversas unas de otras, pero que coinciden en una circunstancia: un alto componente indígena fuertemente marcado por la transculturación y el sincretismo del proceso de mestizaje.

La unión del conquistado y el conquistador (y el borramiento del esclavo negro) en un mismo cuerpo es el paradigma simbólico de la identidad mestiza mexicana. Lo mestizo es una utopía racial y nacional moderna, apuntalada desde finales del siglo XIX por intelectuales mexicanos como Andrés Molina Enríquez

The myth, a set of mental representations that integrate a particular worldview, inhabits the space of the imaginary. Material products of culture such as masks, costumes, musical instruments, food, beverages, or words pronounced as mantras, are a few of the ritualistic elements which go inextricably hand in hand with corporeal expression—dance, gesture, movement—actions without which the rite couldn't be carried out. According to Mircea Eliade, in his book *The Sacred and The Profane* (*Lo sagrado y lo profano*), and to Claude Lévi-Strauss, the rite is myth in action, and it constitutes the origin of music, poetry, dance, theatre, and painting. In other words, the rite places the myth on the scene; it materializes what the myth imagines.

Within ancestral cultures living on the latitude of Earth we now call Mexico—as well as in how those cultures survive in what we call popular culture—participants in the rites which generally coincide with Roman Catholic festivities, in dances and chants, wearing masks and costumes, stop existing as themselves and morph into an ancestor, into a deity. Ritual object and corporeal body become one, and catapult to a dimension beyond time or history. They revisit the myth in order to invoke their communal origin, in order to recover—for an instant—the radiance of original time, while also reinforcing their social behaviors and reclaiming their *ethos*.

The cultural artifacts that surround us have been emptied from their ritual origin by the reification of mass culture. Man no longer partakes, but consumes. A consumerist society tends to de-ritualize and exoticize any object: stripping it of its original meaning ensures its place in the market by transforming it into a commodity or exhibition object devoid of meaning. For example, a *huasteca* mask is hung in a boutique hotel as an ornament, which will probably be posted to a tourist's social media feed as a selfie.

Phyllis Galembo's photographic practice in Mexico carries out a visual investigation that seeks to recover and capture the aesthetic and cultural value of indigenous and *Mestizo* popular culture, as placed in their ritualistic artifacts. Galembo traveled to the Riviera Maya for the first time during the late 1970s, when tourism was scarce. She was invited to participate in a local fiesta in a small community, where women wore *huipiles* (embroidered blouses) as part of their annual celebration. Her visual interest in Mexico started during this initial journey, and led to her obsession for documenting celebrations and ritual dress around the world—which would become the focal point of her work in Nigeria, Ghana, Zambia, Haiti, Cuba, and Jamaica. Over the past ten years, Galembo has turned her lens to Mexico, where she has undertaken the task of photographing in situ the masks and attires of communities geographically distant and very diverse from one another, but coinciding in one regard: a high indigenous component strongly marked by the transculturation and the syncretism of the *mestizaje* process.

The merging of the conquered and the conqueror (and the effacement of the black slave) in the same body is the symbolic paradigm of Mexican *Mestizo* identity. The *Mestizo* is a racial and national modern utopia, first posited in the late-19th century by Mexican intellectuals such as Andrés Molina Enríquez and Manuel Gamio, and then reinforced in the years after the Mexican Revolution by José Vasconcelos' essay *The Cosmic Race* (*La raza cósmica*), originally published in 1925. According to these authors, the fusion of races—*mestizaje*—would eventually transform Mexican society into one *mestizo* body through the convergence of two components:

y Manuel Gamio, y afianzada a partir de los años posteriores a la Revolución Mexicana en el ensayo *La raza cósmica* de José Vasconcelos, publicado en 1925. Desde los postulados de estos autores, la fusión de razas —el mestizaje— funcionaría para transformar la sociedad mexicana en un solo cuerpo mestizo a partir de la cohesión de dos componentes: el indígena (en el que el legado prehispánico quedó aplanado únicamente en lo azteca, uno solo de los cientos de pueblos que habitaron Mesoamérica), y el español peninsular como el elemento europeo, civilizador, católico y blanco (opuesto, a su vez al cuerpo blanco anglosajón estadounidense en la religión, el idioma y la herencia cultural grecolatina). El mestizaje es, en fin, una más de las fantasías de la modernidad.

En un recorrido de norte a sur que implica miles de kilómetros de distancia, la cámara de Galembo tuvo acceso a la forma en que se viven ciertas celebraciones del calendario católico en diversas comunidades con una fuerte raigambre indígena, algunas de ellas difícilmente accesibles, desde los purépechas en Michoacán, los huehues en Temascalcingo o los yaquis en Sonora hasta municipios del sur de México en los estados de Guerrero, Chiapas y Oaxaca. Una constante en los ritos que se celebran durante determinadas festividades religiosas a las que tuvo acceso Galembo es la incorporación de elementos ancestrales procedentes de la herencia cultural prehispánica o, incluso, de sustratos africanos en zonas del sur donde fueron traídos esclavos del África negra. Por ejemplo, durante la celebración de la Virgen de Guadalupe el 12 de diciembre, las plumas de quetzal propias de los *tlatoanis* (gobernadores mexicas) adornan los vestuarios rituales de ciertas comunidades nahua hablantes en la Sierra Norte de Puebla (fotografía en la página 23). El 25 de julio, durante la celebración de Santiago apóstol, en varios municipios del estado de Zacatecas, a través de la danza de los tlastuanes, cuyos vestuarios incluyen espadas y otros símbolos de poder (página 73), se conmemora la Guerra del Mixtón, una sangrienta rebelión que los chichimecas originarios enarbolaron contra los conquistadores españoles en el siglo XVI. Las comunidades zapotecas de San Pedro Cajonos, en Oaxaca, replican una danza africana durante la celebración de San Pedro, el 29 de junio como agradecimiento a un grupo de esclavos negros que, según la leyenda, ayudaron a unos indígenas en peligro.

Las máscaras y vestuarios de las fotografías evidencian, en sus elementos, la transculturación iconográfica entre los sustratos prehispánicos y católicos, además de incorporar ciertos elementos propios de la cultura visual de la globalización, como la bandera de Estados Unidos pintada en los cuerpos de la comunidad Cora de Nayarit (página 127), porque muchos de los participantes son migrantes que regresan a su tierra.

Sin embargo, lo más notable de las celebraciones donde se utilizan estas indumentarias no es, en realidad, la transculturación, sino sobre todo la estructura del tiempo sagrado que se actualiza durante estas fiestas. En ellas, los participantes se encuentran a través del rito con el tiempo de origen, un tiempo que no transcurre, porque es, según lo define Eliade, un "eterno presente". Estas vestimentas no son, de ninguna manera, un resquicio folclórico despojado de su sentido ritual, sino una puerta de verdadero acceso sagrado a ese otro tiempo recuperable de forma indefinida y al que se accede, periódicamente, como un continuum, cada año. En las fiestas, el acontecimiento numinoso (la manifestación de poderes divinos) se hace presente, y durante el ritual los ejecutantes abandonan su tiempo histórico, marcado por la identidad mestiza en el marco de la modernidad globalizada, para emplazarse en el tiempo mítico de la eternidad.

the indigenous (in which the pre-Hispanic legacy was reduced solely to the Aztec, only one of hundreds of peoples that inhabited Mesoamerica) and the Peninsular Spanish as the European, civilizing, Catholic, and white element (as opposed to the white American, Anglo-Saxon body in religion, language, and Greco-Roman cultural heritage). *Mestizaje* is, in short, yet another fantasy of modernity.

On a north-south route that covered thousands of kilometers, Galembo's camera had access to Catholic calendar celebrations in diverse communities with strong indigenous roots. Some locations were barely accessible—from the *Purépecha* in Michoacán, the *Huehues* in Temascalcingo, or the *Yaquis* in Sonora to municipalities from southern Mexico in the states of Guerrero, Chiapas, and Oaxaca. One element that permeates nearly all the festivities and rituals to which Galembo had access is the incorporation of ancestral elements originating in pre-Hispanic cultural heritage or, even so, from African substrates in southern areas where slaves were brought from black Africa. For example, during the celebration of the Virgen de Guadalupe festivities on December 12, the quetzal feathers of the *tlatoanis* (*Mexica* governors) embellish the ritual costumes of certain Nahua-speaking communities in the Sierra Norte de Puebla (photograph on page 23). On July 25, during the celebration of the Apostle Santiago in several municipalities in the state of Zacatecas, the costumes in the dance of the *tastuanes* include swords and other symbols of power (page 73), and the dance commemorates the Mixtón War, a bloody rebellion that the original *Chichimecas* raised against the Spanish conquerors in the 16th century. The Zapotec communities from San Pedro Cajonos in Oaxaca replicate an African dance during the celebration of Saint Peter on June 29, as an act of gratitude toward a group of enslaved African people who, according to legend, helped an imperiled group of natives.

In their elements, the masks and costumes in these photographs are evidence of the iconographic transculturation between the pre-Hispanic and Catholic substrates. In addition, they incorporate certain features of globalization's visual culture, such as the United States flag painted on the bodies of the *Cora* community from Nayarit (page 127), because many of the participants are emigrants who return to their homeland.

However, more notable than transculturation is, above all, the structure of sacred time that is actualized during these festivities. Through these rites, participants find themselves connecting to the *time of origin*, a time that does not pass by, because it is, according to Eliade's definition, an "eternal present." These ritual garments are not, by any means, a folkloric remainder stripped of ritualistic meaning, but a door of true sacred access to another time, which can be retrieved indefinitely because it is accessed consistently, as a continuum, every year. During a festival, the numinous event (manifestation of divine powers) becomes present, and through the ritual the participants abandon their historical time, marked by *Mestizo* identity within the framework of globalized modernity, to be located in the mythical time of eternity.

In Galembo's photographs, participants pose for the camera placed almost theatrically in a background that emphasizes their masks and costumes. The magical context and the ritual action of the body is outside the composition, while the pose enhances the plasticity and coloring of the costumes as artifacts that support a religious festival or ritual. The conception of beauty of these photographs traces its origin to aesthetic codes developed in analog form by foreigners who toured Mexico between 1860 and 1900, such as American

En las fotografías de Galembo, los participantes posan para la cámara colocados casi teatralmente en un fondo neutro que enfatiza las máscaras y el vestuario. El contexto mágico y la acción ritual del cuerpo está fuera de la composición, mientras que la pose permite enaltecer la plasticidad y colorido que poseen las indumentarias como esos artefactos rituales que apoyan a una fiesta religiosa o a un rito. La concepción de belleza de estas las fotografías encuentra su genealogía en los códigos estéticos desarrollados de forma analógica por extranjeros que recorrieron México entre 1860 y 1900, como el antropólogo estadounidense Frederick Starr, el arqueólogo francés Désiré Charnay y el fotógrafo francés François Aubert, descritos por Olivier Debroise en su libro *Fuga mexicana*. Otro antecedente de esta mirada es el trabajo del etnógrafo estadounidense Donald Cordry, cuyas investigaciones sobre indumentaria y máscaras mexicanas se publicaron en los libros *Mexican Indian Costumes* de 1968 (reconocido en su momento con la medalla Fray Bernardino de Sahagún otorgada por el Instituto Nacional de Bellas Artes de México) y en *Mexican Masks*, de 1978. Galembo reactualiza las estéticas de estos viajeros, cronistas y aventureros, haciéndolo desde una visualidad contemporánea a través de la fotografía a color y del énfasis visual sobre los objetos rituales. La saturación cromática y la exuberancia de la composición aparecen como elementos protagónicos de la imagen.

El rito es un símbolo realizado en el tiempo, tal y como lo define Adolfo Colombres en *Teoría transcultural en las artes*, es decir, es una materialización concreta que intensifica la experiencia comunitaria y que intenta reestablecer la unidad de la vida. Lo numinoso, en las culturas ancestrales, se recubre de una belleza cuya función es impresionar a los sentidos, en la conciencia de que ello potencia, según Colombres, el cumplimiento de su fin mágico. Las fotografías de Galembo elevan el despliegue de belleza de los vestuarios y las máscaras y logran abstraer lo que Adolfo Sánchez Vázquez llama "la forma excedente", es decir, la manera en que la disposición de los colores y formas funciona como un ornamento necesario en el universo mágico-religioso, que tendría como utilidad aumentar la intensidad del ritual.

Como una reivindicación de los valores plásticos de los artefactos rituales que acompañan a los ritos, los vestuarios y máscaras capturados por Galembo cobran un valor marcadamente estético que subraya la forma en que la belleza de estos elementos en las culturas originarias siempre está al servicio del ritual y porta un valor de uso social, como ha escrito Walter Benjamin. Las imágenes también permiten reflexionar sobre el *eterno presente* que Eliade le atribuye al tiempo de las celebraciones rituales. Quienes nos miran en las fotografías no son los individuos, sino los ritos situados en un tiempo presente, como símbolos incólumes materializados en un mosaico de formas, texturas y colores casi irreales, casi como pinturas abstractas. Las fotografías no capturan el *eterno presente* del tiempo ritual: en ellas, los portadores de máscaras e indumentarias cuyas gamas cromáticas parecen desbordarse están ahí, posando para la cámara, detenidos en el no tiempo, también eterno —acaso también sagrado— de la fotografía.

anthropologist Frederick Starr, French archaeologist Désiré Charnay and French photographer François Aubert, as described by Olivier Debroise in his book *Mexican Suite: A History of Photography in Mexico (Fuga Mexicana)*. Another predecessor of this type of photographic work was American ethnographer Donald Cordry, whose studies on Mexican masks and attire were published in the books *Mexican Indian Costumes* in 1968 (which was awarded the Fray Bernardino de Sahagún medal, granted by the National Institute of Fine Arts of Mexico) and *Mexican Masks* in 1987. Galembo updates the aesthetics of these travelers, chroniclers, and adventurers in a contemporary way through color photography and visual emphasis on ritualistic objects. Chromatic saturation and exuberant composition become the central elements of the image.

The rite is a symbol executed in time, or as Adolfo Colombres defines it in *Teoría transcultural en las artes*, that is, a concrete materialization that intensifies community experience and attempts to restore the unity of life. The numinous, in ancestral cultures, cloaks itself in beauty in order to impress the senses and enhance, according to Colombres, the fulfillment of its magical end. Galembo's photographs elevate this display of beauty in the costumes and masks, and the images manage to abstract what Adolfo Sánchez Vázquez calls "the surplus form," that is, the way in which the arrangement of colors and forms functions as a necessary ornament in the magical-religious universe, and which serves to increase the ritual's intensity.

As an affirmation of the plastic values of ceremonial artifacts that accompany the rites, the costumes and masks captured by Galembo attain a markedly aesthetic value that underscores the way in which the beauty of these elements in the original cultures is always at the service of ritual, and carries a value of social use, as Walter Benjamin has written. The images also allow us to reflect on the *eternal present*, as Eliade describes time in ritual celebrations. Those who look back at us from these photographs are not the individuals, but the rituals captured in real time, as unabated, materialized symbols depicted in a mosaic of almost unrealistic forms, textures, and colors, similar to abstract paintings. While these photographs cannot capture the *eternal present* of ritual time, the wearers of masks and costumes whose chromatic range seems to overflow from these pages are there posing for the camera, detained in the fixed time, also eternal—perhaps also sacred—of photography.

PLATES

VIRGEN DE GUADALUPE

FESTIVAL: Virgin of Guadalupe

LOCATIONS: Chignautla, Xiutetelco

STATE: Puebla

PAGE 21: **Danza de los Santiagueros** 2015

THE VIRGIN OF GUADALUPE is the central religious figure of Mexico, whose social, cultural, and political dimensions extend well beyond her status as a Catholic saint. The brown-skinned virgin personifies the Mexican people, and is a symbol of the Mexican nation. During the early days of the conquest, the Spanish attempted to convert the Mexicans to Christianity by equating native gods with Catholic saints. They claimed the Virgin of Guadalupe had appeared at Tepeyac, a small hill near Mexico City considered to be the abode of the Aztec earth mother goddess. In her Catholic guise she is still considered a mother figure: powerful, but benevolent and protective.

The Sierra Norte region in the state of Puebla lies to the northeast of Mexico City, between the dry central plateau and the humid lowlands of the Gulf Coast. It is a rugged mountain region, but also fertile, well-watered, and quite heavily populated. The population is multi-ethnic and composed of Nahua, Otomí, Tepehua, and Totonac, along with *Mestizo* Mexicans. In the Nahua-speaking towns of Xiutetelco and Chignautla, the festival of la Virgen de Guadalupe culminating December 12, is the most important community ritual of the year. The towns are divided into barrios, each one organized into a religious brotherhood known as a *cofradía*. Every year a different member is named to the ceremonial post of *mayordomo*, who will sponsor the festival for his *cofradía*, and his home becomes a center of ritual activity. This is a large responsibility and the *mayordomo's* entire family is usually involved. One of the main tasks is to prepare enormous quantities of food for the members of the ritual dance groups, musicians, neighbors, and anybody else who happens by.

Each *cofradía* has several ritual dance groups that lead the pilgrimages to the church and other holy sites around the town, and provide a colorful spectacle for the proceedings. The leader of each group is also its musician, who plays a small flute and drum. Most of the members of each group use a similar costume, although there is often a considerable degree of individual variation. The inspiration for some of the dances is clearly pre-Hispanic, while others reference events and characters from the colonial era. The meanings evolve over time and individual dances often encode multiple layers of meaning. For example, the Quetzal dancers wear huge headdresses that mimic the glorious plumage of the quetzal, which was a heavenly deity in pre-Hispanic times. These traditional dances also relate to stages in the corn cycle, from planting to harvest. The same Quetzal dancers are also referred to as *guacamayas*, garden raiders whom the dancers hope to scare off. The headpiece, shaped in a circle and known as a *splendor*, is attached to a conical cap held by a ribbon under the dancer's chin. They are dressed in red, with Spanish pants, a bandana crossed on their chest, and a cape on their shoulders. Costume colors rose and blue represent the union between the earth and heavens.

Santiago Caballero (St. James mounted on a white stallion) is said to have appeared from the heavens to lead the expulsion of the Moors from Spain, and thus represents the power of God and Christ. The *Santiagos* or *Santiagueros* (also known as *Tocotines* in some towns) are Santiago's soldiers, who aid him in the fight against evil. They are commonly dressed in red with Spanish traits, and they protect the corn from ravaging birds. The *pilatos* are followers of Pontius Pilate, who takes on a satanic persona. They represent evil forces who oppose the Santiagueros. The *paxtles* are covered with long strands of green lichens and are often festooned with small animals. They represent old tree trunks which foster an abundance of life in the forest. There are a few individual figures such as Cortez, an allusion to the 16th-century conquistador, although he wears a 19th-century uniform.

LA VIRGEN DE GUADALUPE es la figura religiosa central de México, cuyas dimensiones sociales, culturales y políticas se extienden más allá de su estatus como santa católica. La virgen morena personifica al pueblo mexicano, y es un símbolo de la nación mexicana. Durante los primeros días de la Conquista, los Españoles intentaron convertir a los mexicanos a la religión Cristiana equiparando a los dioses nativos con los santos católicos. Ellos afirmaron que la Virgen de Guadalupe se había aparecido en el Tepeyac, una pequeña colina cerca de la Ciudad de México considerada la morada de la diosa madre de la tierra azteca. En su forma católica, aún es considerada una figura materna: poderosa, pero benevolente y protectora.

La región de la Sierra Norte en el estado de Puebla se encuentra al noreste de la Ciudad de México, entre la meseta central seca y las llanuras húmedas de la costa del Golfo. Es una región montañosa escarpada, pero también fértil, irrigada y bastante poblada. La población es multiétnica y está compuesta por grupos nahua, otomí, tepehua y totonaca, junto con mestizos mexicanos. En los poblados de habla nahua como Xiutetelco y Chignautla, el festival de la Virgen de Guadalupe que culmina el 12 de diciembre, es el ritual comunitario más importante del año. Los pueblos se dividen en barrios, cada uno estructurado como una hermandad religiosa que se conoce como *cofradía*. Cada año, un miembro diferente es nombrado para el puesto ceremonial de *mayordomo*, quien patrocinará el festival para su cofradía y su hogar se convertirá en un centro de actividad ritual. Esta es una gran responsabilidad y, generalmente, toda la familia del *mayordomo* está involucrada. Una de las tareas principales es preparar grandes cantidades de comida para los miembros de los grupos de danza ritual, músicos, vecinos y cualquier otra persona que pase por ahí. En cada *cofradía* hay varios grupos de danza ritual que guían a las peregrinaciones a la iglesia y a otros lugares sagrados alrededor de la ciudad, y crean un colorido espectáculo mientras se avanza. El líder de cada grupo también funge como músico, quien toca una flauta pequeña

y un tambor. La mayoría de los miembros de cada grupo usan disfraces muy similares, aunque de vez en cuando se presenta un enorme nivel de variación individual.

Para algunos de los grupos la inspiración deriva de la era prehispánica, mientras que otros hacen alusión a eventos y personajes de la era colonial. Los significados se transforman con el tiempo y danzas individuales a menudo codifican múltiples significados. Por ejemplo, los danzantes de quetzales usan enormes penachos que replican el espectacular plumaje del quetzal, que era considerado como una deidad celestial en la era pre-hispánica. Estas danzas tradicionales también se relacionan con etapas en el ciclo del maíz, desde plantarlo hasta cosecharlo. Los mismos danzantes de quetzales también son conocidos como "guacamayas", saqueadoras de hortalizas a quienes los danzantes desean ahuyentar. El penacho circular de gran tamaño se conoce como "esplendor", el cual está unido a un sombrero cónico amarrado con un listón debajo de la barbilla. Visten de rojo, con pantalones españoles, un pañuelo cruzado sobre el pecho y una capa sobre los hombros. Los colores rosa y azul representan la unión entre la tierra y el cielo.

Se dice que Santiago Caballero, montado en un caballo blanco, apareció de los cielos para dirigir la expulsión de los moros de la España, y entonces representa el poder de Diós y Jesucristo. Los *Santiagos* o *Santiagueros* (también conocidos como Tocotines en algunos pueblos) son los soldados de Santiago, quienes le ayudan en la lucha contra el mal. Comúnmente se visten de rojo con rasgos españoles, y protegen al maíz de las aves. Los pilatos son seguidores de Poncio Pilato, quien asume una personalidad satánica. Ellos representan las fuerzas del mal que se oponen a los santiagueros. Los *paxtles* se cubren de largas hebras de líquenes verdes y, a menudo, se adornan con pequeños animales. Representan troncos de árboles viejos, los cuales fomentan abundancia de vida en el bosque. Hay algunas figuras individuales como Cortez, una alusión al conquistador del siglo XVI, aunque viste un uniforme militar del siglo XIX.

Danza de los Quetzales | **Quetzal, Xiutetelco** 2015

Danza de los Tocotines, Chignautla 2015

Danza de los Negritos with Yellow Fringe Representing the Sun, Xiutetelco 2015

Danza de los Santiagueros, Chignautla 2015

Santiago Caballero, Chignautla 2015

32 **Los Pilatos, Xiutetelco** 2015

Pontius Pilate, Chignautla 2015

Paxtle with Fox and Bumble Bee, Chignautla 2015

Guadalupanos, Xiutetelco 2015

Paxtles, Chignautla 2015

Paxtle with Tom, Chignautla 2015

REYES MAGOS

FESTIVAL: Los Reyes Magos

LOCATIONS: San Lorenzo Nareni, Corupo, Santa Fe de la Laguna, San Juan Parero

STATE: Michoacán

PAGE 43: **Cúrpite, San Lorenzo Nareni** 2017

THE PURÉPECHA PEOPLE inhabit the highlands of Michoacán in west-central Mexico, and in pre-Hispanic times they ruled over their own empire from their capital of Tzintzuntzan on Lake Pátzcuaro. It is a picturesque landscape studded with extinct volcanoes—and one active one—interspersed with pine forests, lakes, and fertile agricultural valleys. Most of the inhabitants live in small towns and villages and work as farmers, fishermen, traders, and craftsmen. They are famous artisans, especially for their wood and copper crafts.

Los Reyes Magos (Kings Day, when the three wise men visited the newborn Jesus) is one of the major festivals among the Purépecha, and is celebrated in many communities. The festivities begin in late December and last until the 10th of January, depending on the location. The festival is structured around *la Pastorela*, a series of dances that represent the Nativity. Spanish priests originally employed these dances as a visual means to teach the events of the Bible. The dance groups represent the Wise Men and shepherds who make the journey to Bethlehem to see the baby Jesus. Over time communities have exerted their own influence over the theater, to the point where the Purépecha dancers often bear little resemblance to Biblical figures. Some costumes such as the *cúrpites* follow an established protocol, while others like the *viejitos* are left to the whims of their creators and are more individualistic. Despite these variations the general theme remains the same: the pilgrims are opposed by devils and other evil beings but the forces of good triumph in the end, and the community is purified and protected.

The Purépecha have several different dance groups, each with its own particular costume. In addition, there is considerable variation between communities, which usually have their own specific traditions. Probably the best known group is the *viejitos* (the old ones), which has become a standard folk dance performed all over Mexico. However, among the Purépecha the *viejitos* costumes are much more elaborate and individualized, and often include female characters. Each *viejito* dancer makes his own costume, and many of these are outlandish and humorous. Their public performance is also much more expressive: for example they often dance as mixed couples, the man making lewd advances and comments towards the woman, provoking hilarity from onlookers.

The *cúrpites* (the gatherers) are young single men, so chosen for the connotations of virginity and purity. Their leader is called the *t'arepiti*: he dresses as an old man and represents Joseph. Another figure is the *maringuilla*, who represents the Virgin Mary. The rest of the group dresses as women in an exaggerated version of traditional Purépecha attire of embroidered dresses and woven shawls, wearing huge wigs and covering everything with masses of multi-hued ribbons and sequins. In addition to their elaborate costumes, they wear headdresses featuring flowers, a symbol of fertility.

The *negritos* (the black men) take their name from their somber, dark-colored formal suits and ties, although they wear the painted wooden masks that are a trademark of the Purépecha region, along with brightly decorated headdresses. They are accompanied by the *diablos* (devils) wearing fearsome devil masks with huge horns.

The *ermitaños* (hermits) are young boys dressed like wizards with long flowing robes, long beards and high conical hats. They are recluses who represent the spiritual side of humanity. They have come down from their caves in the mountains to celebrate and give thanks to baby Jesus for all the blessings he has bestowed upon them.

EL PUEBLO PURÉPECHA habita en el altiplano de Michoacán en el área centro-oeste de México, y en la época prehispánica gobernaron su propio imperio desde Tzintzuntzan, su capital en el lago Pátzcuaro. Es un paisaje pintoresco lleno de volcanes extintos, y uno activo, intercalados con bosques de pinos, lagos y valles agrícolas fértiles. La mayoría de sus habitantes viven en pueblos pequeños y aldeas donde trabajan como granjeros, pescadores, comerciantes y artesanos. Son artesanos famosos, especialmente reconocidos por sus artesanías de madera y cobre.

La fiesta de Los Reyes Magos es una de las más grandes entre los Purépecha, la cual se celebra en muchas comunidades. Las festividades empiezan a finales de diciembre y continúan hasta el 10 de enero, dependiendo del lugar. El festival se estructura alrededor de la Pastorela, una serie de danzas que escenifican la Natividad. Sacerdotes españoles originalmente emplearon estas danzas como un medio visual para enseñar los eventos de la Biblia. Los grupos de danzantes representan a los tres Reyes Magos y a los pastores que viajan a Belén para ver al niño Jesús. A través del tiempo las comunidades han ejercido su propia influencia sobre el teatro, al punto que los danzantes Purépechas a menudo parecen muy poco a las figuras bíblicas. Algunos trajes como los Cúrpites siguen un protocolo establecido, mientras otros como los Viejitosestán sujetos a los antojos de sus creadores y están más personalizados. A pesar de estas variaciones el tema general sigue siendo el mismo: los diablos y otros seres malévolos intentan interrumpir a los peregrinos, pero las fuerzas del bien finalmente triunfan, y la comunidad queda purificada y protegida.

Los purépecha tienen varios grupos de danza, cada uno con su vestuario que los distingue. Además de eso, existe muchísima variación entre comunidades, las cuales tienen sus propias tradiciones muy características.

El grupo mejor conocido probablemente sea el de los viejitos, que se ha convertido en una danza folklórica muy común realizada en todo México. Sin embargo, entre los purépechas, los trajes de los viejitos son mucho más elaborados e individualizados y con frecuencia incluyen a personajes femeninos. Cada danzante viejito hace su propio vestuario y muchos de ellos son extravagantes y cómicos.

Su acto público también es mucho más expresivo: por ejemplo, a menudo bailan como parejas mixtas, el hombre hace avances y comentarios lascivos hacia la mujer, provocando hilaridad entre los espectadores.

Los cúrpites son hombres jóvenes solteros, elegidos por las connotaciones de virginidad y pureza. Su líder se llama el t'arepiti, que se viste como un anciano y representa a José. Otra figura es la maringuilla, quien representa a la Virgen María. El resto del grupo se viste como mujeres en una versión exagerada del atuendo purépecha tradicional de vestidos bordados y chales tejidos, usando pelucas enormes y cubriendo todo con montones de listones y lentejuelas de distintos colores.

Los negritos adoptan su nombre de sus sombríos trajes formales y corbatas de color oscuro, aunque usan las máscaras de madera pintadas que son un objeto característico de la región purépecha, junto con tocados decorados con colores brillantes. Son acompañados por los diablos, quienes se ponen temibles máscaras de diablo con cuernos enormes.

Los ermitaños son niños pequeños vestidos como magos con túnicas largas, barbas largas y sombreros cónicos altos. Son reclusos que representan el lado espiritual de la humanidad. Han bajado de sus cuevas en las montañas para celebrar y dar gracias al niño Jesús por todas las bendiciones que les ha concedido.

Negrito with Lacquered Mask and Ribbons, Corupo 2017

46 **Maringuilla, San Lorenzo Nareni** 2017

Cúrpite, San Lorenzo Nareni 2017

Cúrpites, San Lorenzo Nareni 2017

Tarepit | Leader of the Cúrpites, Sevina 2017

Negrito, San Lorenzo Nareni 2017

Ermitaños, Santa Fe de la Laguna 2017

3 Diablos, 2 Negritos, 1 Ermitaño, San Pedro Pareo 2017

Negritos, Sevina 2017

Viejitos with Ceramic Pots 2017

Viejito with Cape of Woven Reeds, Sevina 2017

Viejita, Sevina 2017

TASTUANES

FESTIVAL: Festival of Santiago

LOCATIONS: Jalpa, Juchipila, Mezquitera Norte, Moyahua, El Tuitán

STATE: Zacatecas

PAGE 67: **Tastuane with Guy Fawkes Mask and Ritual Rooster, El Tuitán** 2018

IN THE SOUTH OF ZACATECAS STATE lies the Juchipila Canyon, a picturesque valley of small agricultural towns sandwiched between the mountains of the Sierra Madre Occidental and the steppes and desert of north-central Mexico. During the 1540's the region was the site of a bloody rebellion against the invading Spaniards known as the Mixtón War. The insurgents, led by Caxcan warriors under their chief Tenamaxtli, dominated the local Spanish armies and their indigenous allies for nearly two years before finally being defeated by a massive military force sent from Mexico City.

Although the population has long since adopted a *mestizo* identity, every July during the festival of Santiago (Saint James) the people in the towns of Juchipila, Moyahua, Jalpa, Mezquitera Norte and Apozol commemorate the Mixtón War with the Dance of the Tastuanes. The term tastuan translates as "leader" or "governor," in reference to the leaders of the indigenous rebellion. The Tastuan dancers wear masks carved from walnut or soft wood, and painted dark red or white. They top their heads with huge wigs made from cows' tails, and drape sarapes over their shoulders. Outfits include towels to protect from the rough wood, leather aprons, and chaps and cowboy boots. In Moyahua, the dancers have skeins of yarn (*borlas*) under their noses, reminiscent of Moorish attire with the colors often having symbolic significance, such as white for an elder. In the past they wore trousers, and now occasionally more outlandish women's clothes.

They hold swords, deer antlers, scorpions and rattlesnake tails as weapons and emblems of power. They represent Caxcan warriors and have a wild animalistic demeanor, letting out shrieks and cries as they whirl about during elaborate dances. They form a noisy group as they dance their way through the streets and plazas of the towns, carrying the image of Santiago from the church in pilgrimage.

The final act of the Tastuanes is to engage in a swordfight with a Santiago figure, mounted on horseback, who represents the leader of the Spanish. In the town of Jalpa, they bombard one another with prickly pear fruit *tunazo*, with a dark red juice that resembles blood. The fiesta was originally organized by Catholic priests and was meant to celebrate the final Spanish victory over the indigenous forces. However, over the years the local population— which is very devoted to Santiago—has turned it into an occasion to glorify Mexico's indigenous heritage as well.

EN EL SUR DEL ESTADO DE ZACATECAS está el cañón Juchipila, un pintoresco valle de pequeños pueblos agrícolas ubicados entre las montañas de la Sierra Madre Occidental y las estepas y el desierto de área del centro-norte de México. Durante la década de los cuarenta en el siglo XVI la región fue sitio de una sangrienta rebelión contra la invasión española, conocida como la Guerra del Mixtón. Los insurgentes, dirigidos por guerreros Caxcan bajo el mandato del jefe Tenamaxtli, dominaron los ejércitos locales españoles y sus aliados indígenas durante casi dos años antes de ser finalmente derrotados por una fuerza militar masiva enviada desde la Ciudad de México.

Aunque desde hace mucho tiempo la población ha adoptado una identidad mestiza, todos los meses de julio durante el festival de Santiago, los habitantes de los pueblos de Juchipila, Moyahua, Jalpa, Mezquitera Norte y Apozol conmemoran la Guerra del Mixtón con la Danza de los Tastoanes. El término *tastuán* se traduce como "líder" o "gobernador", haciendo referencia a los líderes de la rebelión indígena. Los danzantes tastoanes usan máscaras talladas en madera de nogal o madera blanda, pintadas de rojo oscuro o blanco. Colocan enormes pelucas hechas con colas de vaca en sus cabezas y cubren sus hombros con sarapes. Su indumentaria incluye toallas para proteger de la madera áspera, delantales de cuero y zahones y botas de vaquero. En Moyahoa, los danzantes llevan madejas de estambre (borlas) debajo de la nariz, evocando el atuendo morisco con los colores que a menudo tienen un significado simbólico—como el blanco para un anciano. En el pasado usaban pantalones, y ahora, ocasionalmente ropa más extravagante de mujer.

Para ellos las espadas, cuernos de venado, escorpiones y colas de serpiente de cascabel funcionan como armas y emblemas de poder. Representan a los guerreros Caxcan y tienen un comportamiento animal salvaje, haciendo chillidos y gritando mientras giran durante sus elaborados bailes. Forman un grupo que hace mucho ruido mientras bailan por las calles y las plazas de los pueblos, portando la imagen de Santiago en peregrinación desde el Iglesia.

El último acto de los *tastoanes* es participar en una pelea de espadas con una figura de Santiago, montado a caballo, quien representa al líder de los españoles. En el pueblo de Jalpa, se bombardean los unos a los otros con tunazos, con un jugo rojo oscuro como si fuera sangre. La fiesta estaba organizada originalmente por sacerdotes católicos con la finalidad de celebrar la victoria final española sobre las fuerzas indígenas. Sin embargo, a lo largo de los años, la población local, que es muy devota a Santiago, la ha convertido en una ocasión para glorificar la herencia indígena de México.

Tastuane with Cow Tail Wig, Jalpa 2018

Tastuanes, Jalpa 2018

Tastuanes with Borlas, Mezquitera Norte 2018

Tastuanes, Mezquitera Norte 2018

Tastuane, El Tuitán 2018

Tastuane | Combat Dance 2018

Tastuane, Moyahua 2018

Tastuane with Towel and Serape, Moyahua 2018

HUEHUES

FESTIVAL: Feast of Corpus Christi

LOCATIONS: Temascalcingo, Magdalena Colonia, San Pedro

STATE: México

PAGE 85: Sweeper with Michael Jackson Mask 2016

THE FESTIVAL OF CORPUS CRISTI (the body of Christ) takes place during late April or early May, a time that coincides with the onset of the summer rains. In agricultural communities that depend on rainfall, this is one of the most critical times of the year. In ancient Mesoamerica, the peoples' ancestors were deified, and became the objects of rituals and prayers for rain, fertility, health, and good fortune. Even 500 years after the Spanish conquest and the Christianization of the population, Mesoamerican beliefs and practices continue to underlie much of popular Catholicism in Mexico. In the Corpus Cristi festival in Temascalcingo in the state of Mexico, the townsfolk make huge masks, don outlandish costumes, and transform themselves into characters known as the *xita* or *huehues* (the old ones). They represent the ancestors who send the rains, and the theatrical ceremony is a kind of offering to them. The body of Christ is referred to as *corpu viejo* (the body of the old one), and this is probably not a coincidence: in many indigenous traditions the deceased Christ is considered to be the embodiment of all the ancestors.

Although the focal point of the fiesta is the church of San Miguel Arcángel in the center of Temascalcingo, prior to the festival most of the activity takes place in the surrounding communities as the *xita* dancers prepare their costumes. Each person generally makes his or her own costume, although the most elaborate masks are produced by specialized artisans in La Magdalena and other towns. These are carved from the trunks of maguey plants, and feature craggy, deeply furrowed features to depict the ancestors. Maguey fiber is used to make the hair and long, scraggly beards. Each costume is unique and represents the whims of its creator. The costumes represent all walks of life: young, old, men, women, farmers, pulque sellers, prostitutes, soldiers, tradesmen, housewives, etc. Many carry a *cargo* on their backs, consisting of wooden crates containing baby dolls, corn husks, jugs of pulque, eating utensils, etc. Often two or three persons will form a family of a husband, wife, and child and represent the strong family bonds in the community. Clothing tends to be rustic and is often torn and patched, and the *xita's* festoon themselves with battered hats, woven bags, beer cans, and all manner of adornments—whatever their particular figure might have worn or used in the ancient times when he or she walked the earth.

Each community or barrio has its own *xita* group, and on the first day of the festival they dance and perform rituals, prayers, and offerings at their own churches and chapels. On the morning of Corpus Cristi each group sets out on a pilgrimage to Temascalcingo, carrying the saints from its church, lighting off skyrockets, and dancing to the music of its band. As the groups converge upon Temascalcingo, the plaza fills with hundreds of *xita* figures and the music blends into a tremendous din. Inside the church each group makes its offering to the Christ of the Coronation, and in return receives his blessings to culminate the festival.

EL FESTIVAL DE CORPUS CRISTI (el cuerpo de Cristo) se lleva a cabo durante los últimos días del mes de abril o los primeros días de mayo, justo antes del inicio de las lluvias de verano. En las comunidades agrícolas que dependen de la lluvia, este es uno de los periodos más importantes del año. En la antigua Mesoamérica, los ancestros de los pueblos fueron deificados y se convirtieron en los sujetos de rituales y oraciones por la lluvia, la fertilidad, la salud y la buena fortuna. Incluso 500 años después de la conquista española y la cristianización de la población, las creencias y prácticas mesoamericanas siguen siendo la base del catolicismo popular en México. En el festival Corpus Cristi en Temascalcingo en el estado de México, los habitantes del pueblo hacen enormes máscaras, se visten con trajes extravagantes y se transforman en personajes conocidos como *xita* o *huehues* (los viejos). Representan a los antepasados que envían las lluvias, y la ceremonia teatral es una especie de ofrenda para ellos. Al cuerpo de Cristo se le conoce como *corpu viejo* (el cuerpo del viejo), y esto probablemente no sea una coincidencia: en muchas tradiciones indígenas se considera al Cristo difunto como la encarnación de todos los antepasados.

Aunque el punto de convergencia de la fiesta es la iglesia de San Miguel Arcángel en el centro de Temascalcingo, antes del festival, la mayor parte de la actividad se lleva a cabo en las comunidades aledañas mientras los danzantes de *xita* preparan sus disfraces. Por lo general cada persona hace su propio disfraz, aunque las máscaras más elaboradas son producidas por artesanos especializados de La Magdalena y otras comunidades. Éstas están talladas en troncos de plantas de maguey y presentan rasgos escarpados y con surcos profundos en representación de los ancestros. La fibra de maguey se utiliza para hacer el cabello y barbas largas y desaliñadas. Cada traje es único y representa los gustos particulares de su creador. Los trajes representan todas las etapas de la vida: jóvenes,

viejos, hombres, mujeres, agricultores, vendedores de pulque, prostitutas, soldados, comerciantes, amas de casa, etc. Muchos llevan un cargamento en sus espaldas, que consiste en cajas de madera con muñecas, mazorcas de maíz, jarras de pulque, utensilios para comer, etc. Ocasionalmente dos o tres personas formarán una familia de marido, esposa y niño, lo cual representa a los fuertes lazos familiares en la comunidad. La ropa tiende a ser rústica y suele estar desgarrada y remendada—los *xitas* se engalanan con sombreros maltratados, bolsas tejidas, latas de cerveza y todo tipo de adornos, lo que sea que la figura que representa haya usado en los tiempos antiguos cuando él o ella caminaba en la tierra.

Cada comunidad o barrio tiene su propio grupo *xita*, y durante el primer día del festival bailan y realizan rituales, oraciones y hacen ofrendas en sus iglesias y capillas. En la mañana de Corpus Cristi cada grupo sale en peregrinación a Temascalcingo, llevando con ellos a los santos de su iglesia, encendiendo cohetes y bailando al ritmo de la música de la banda. Conforme los grupos van coincidiendo en Temascalcingo, la plaza se llena con cientos de figuras *xita* y la música se mezcla en un tremendo estruendo. Dentro de la iglesia, cada grupo hace su ofrenda al Cristo de la Coronación, y a cambio recibe sus bendiciones para culminar el festival.

Family in Maguey Masks 2016

The Sweeper, San Pedro Village 2016

Xita | Old One 2016

Buffoon 2016

Corpus with Beard of Ixtle Fiber 2016

La Familia in Otomí Costumes, Magdalena 2016

Corpus with Cargo 2016

Corpus with Pulque | Maguey Alcohol 2016

Padre y Hijo | Father and Son 2016

Huehue | Old One, Temascalcingo 2016

Guadalupe Contreras with Rebozo | Woven Scarf 2016

Couple in Mazahua Clothing with Quechquemitl Shawl 2016

Xita with Cargo 2016

Xita Corpus 2016

FARISEOS

FESTIVAL: Semana Santa

LOCATIONS: Puebla de Navojoa, Vícam

STATES: Sonora, Sinaloa

PAGE 111: **Yaqui Children Playing as Fariseos** 2008

DURING THE EARLY YEARS of the Spanish colony in Mexico a major objective was to eliminate native religions and convert local populations to Catholicism. Because many people did not speak Spanish, priests often resorted to music and dance as a method for teaching the new religion. In this manner Jesuit missionaries taught the Yaqui and Mayo people in the northwestern state of Sonora the Semana Santa rituals, in which they acted out the final days of Jesus as a form of sacred theater. Inevitably the Yaquis filtered the Spanish teachings through their own cultural perspective, to the point where a large part of the festival reflects a native cosmology that is still very present.

During the Yaqui and Mayo Semana Santa (Easter Week), *los Fariseos* (the Pharisees) are some of the principal figures of the festival. They play an unruly, demonic mob under the leadership of Pontius Pilate and with Judas as their saint. Together they represent the forces of evil that persecute Christ. Each *Fariseo* is a youth or young adult (males only) who has undertaken a 3-year *manda* (sacred vow) to Christ. They appear singing songs accompanied by drums and flutes. They dress in homemade masks. Another group of *Fariseos* is known as *chapobokam* or *chapayecas* (long-nosed ones) for the masks of animal skins they wear. These masks are known as *sewars* and include a flower on the headpiece symbolizing rebirth. Those with long beards represent the elderly. Some decorate their headpieces with deer antlers. In northwestern Mexico the deer is a sacred animal, analogous to the jaguar in southern Mexico and Central and South America. The deer is understood to have special wisdom and shamanic powers and is regarded as a spiritual guide. Children also create their own masks of cardboard and mimic the more elaborate masks. Both groups of *Fariseos* carry wooden swords whose tips are painted red to symbolize the blood of Christ. They tie bells and chestnuts around their ankles which create sounds that announce their arrival. They wear blankets reminiscent of Roman soldiers, and belts with rattles made from the cocoons of moths and butterflies which honor the insect world. The belts (known as a *tenaboris* or *tenaborim*) also incorporate spent shotgun shells that create jingling sounds.

On the final Saturday of the festival, following the resurrection of Christ the *Fariseos* engage in a battle with other main groups: the Deer, Matachines and Pascola dancers. These groups defend the church and bombard the *Fariseos* with flowers. Once defeated, the *Fariseos* remove and burn their masks together with the effigy of Judas in a bonfire ceremony that cleanses them of their sin and celebrates life.

DURANTE LOS PRIMEROS AÑOS de la colonia española en México, un objetivo principal era eliminar las religiones nativas y convertir a la población al catolicismo. Dado a que muchas personas no hablaban español, los sacerdotes recurrían a la música y al baile como método de enseñanza de la nueva religión. De esta forma fue que los misioneros jesuitas le enseñaron a las poblaciones yaquis y mayos del noroeste de Sonora los rituales de la Semana Santa, donde actuaban los últimos días de Jesús como una forma de teatro sagrado. Inevitablemente, los nativos destilaron las enseñanzas españolas a través de su propia perspectiva cultural, hasta llegar al punto donde una gran parte del festival reflejaba una cosmología nativa, la cual todavía está muy presente.

Durante la Semana Santa yaqui y mayo, los fariseos son una de las principales figuras del festival. Personificaban a una mafia ingobernable y demoníaca bajo el liderazgo de Poncio Pilato con Judas como su santo. Juntos representan las fuerzas del mal que perseguían a Jesucristo. Cada fariseo es un joven o adulto joven (hombres solamente) que toma una *manda* (voto sagrado) de 3 años a Cristo. Aparecen cantando canciones acompañadas de tambores y flautas. Se visten con máscaras hechas a mano. Otro grupo de fariseos es conocido como *chabobokam* o *chapayecas* (los de nariz larga) por las máscaras de pieles de animales que usan. Estas máscaras se conocen como *sewars* e incluyen una flor en el tocado que simboliza el renacimiento. Aquellos con barbas largas representan a los ancianos. Algunos decoran sus tocados con cuernos de venado, en el noreste de México el venado es un animal sagrado, equivalente al jaguar en el sur de México y Centro y Sudamérica. Es entendido que el venado posee una sabiduría especial,

poderes chamánicos y es considerado como un guía espiritual. Los niños también crean sus máscaras hechas de cartón para imitar a las más elaboradas. Ambos grupos de fariseos cargan espadas de madera cuyas puntas están pintadas de rojo para simbolizar la sangre de Cristo. Atan campanas y castañas alrededor de sus tobillos, los cuales crean sonidos que anuncian su llegada. Llevan mantas que evocan a las de los soldados romanos y cinturones con sonajeros hechos con capullos de polillas y mariposas, honrando al reino de los insectos. Los cinturones (conocidos como *tenaboris* o *tenaborim*) también incorporan cartuchos de escopeta gastados que crean sonidos de tintineo.

Durante el último sábado del festival, subsiguiente a la resurrección de Cristo, los fariseos entablan una batalla con otros grupos importantes: los danzantes de los venados, Matachines y Pascola. Estos grupos defienden la iglesia y bombardean a los fariseos con flores. Una vez derrotados, los fariseos se quitan y queman sus máscaras junto con la efigie de Judas en una ceremonia de hoguera que los limpia de pecados y celebra la vida.

Mayo Chapakoba | Fariseo Mimicking Deer Dancer 2008

Mayo Fariseo, Pueblo Navojoa, Sonora 2008

Yaqui Children Playing as Fariseos, Vícam, Sinaloa 2008

Mayo Fariseo with Sonaja | Noisemaker 2008

Mayo Fariseo 2008

Mayo Fariseo with Goat Skin Mask 2008

Mayo Fariseo with Woven Blanket 2008

SEMANA SANTA

FESTIVAL: Semana Santa

LOCATION: Sierra Madre

STATE: Nayarit

PAGE 127: **Jaguar Judío with Sword** 2012

THE CORA (NAYARIITE) live in the rugged Sierra Madre Occidental in the state of Nayarit. Semana Santa (Holy Week or Easter) is a colorful, high-energy pageant that is the most important event of the Cora ritual cycle. After the military conquest of the Cora in 1722, Jesuit missionaries introduced Holy Week as part of their efforts to Christianize the group. After the Jesuits were expelled in 1767, the Cora soon reasserted their independence, while retaining some Christian aspects of the festival. However, the Cora completely transformed the ceremony to reflect their own cosmology.

Semana Santa became the reenactment of an ancient Mesoamerican myth: the eternal battle between the forces of light and darkness. The Christ figure represents the sun—the supreme deity of the Cora—while the *Judíos* ("Jews") who pursue him are nocturnal spirits. The crucifixion and resurrection of Christ symbolize the celestial cycle of night and day as the sun is killed and then reborn. The two opposites are not divided into good and evil; rather light and darkness are considered to be complementary, both necessary, and the Cora seek balance among the forces of nature through this ritual.

The Cora Semana Santa involves nearly every person in the community in one capacity or another. The elders engage in fasting and prayer; groups are sent to the coast to bring food and ceremonial items; and families spend days and nights preparing large feasts. The festival is governed by a complex hierarchy led by two figures called *centuriones*, after the Roman centurions who persecuted Christ. The stars of the show are the *Judíos* ("Jews"), the underworld spirits who sacrifice the sun. This role is played by the young men of the community, and indeed serves as an initiation ritual for them. Every Cora male must join the Semana Santa a minimum of five times, although there are many who have participated dozens of times. They symbolically transform themselves by shedding their clothes, then clad in only loincloths, they paint their bodies from head to toe.

Many fashion elaborate masks depicting fantastic animals, ghouls, and devils made of papier-mâché, combined with animal horns, plant fiber, and other natural materials. Each *Judío* carries a wooden sword as well as a rattle made of a turtle shell with pebbles inside, though they are free to make whatever costume they wish. The tradition is to depict a demon, but many costumes are humorous social commentary, with groups of friends often basing their costumes on a common theme. In the largest Cora communities, the *Judíos* number in the hundreds, forming a colorful and other-worldly army of demons and creatures from the underworld.

Beginning on the Wednesday of Holy Week, traditional order is suspended: community governments shut down, the *Judíos* take over, and the world is symbolically turned on its head. During three days and nights the demons run through their villages to the sounds of flutes and drums, performing a series of highly organized and choreographed rituals and dances, with little food, water, or rest in between. The fasting, heat, and fatigue present a difficult physical challenge. The *Judíos* may not harm other people or property, but they are otherwise free to express themselves, often with hilarious results. While most Cora ceremonies are run by the elders, the Semana Santa is the time for young men, their youthful vigor representing fertility and rebirth.

On Saturday morning a series of fireworks announces *la Gloria*, the moment of the Resurrection and the restoration of order. This is the signal for the *Judíos* to wash off their paint, destroy their masks and swords, and return to human form as the festival comes to a close.

LOS CORAS (NAYARIITE) viven en la escarpada Sierra Madre Occidental en el estado de Nayarit. Semana Santa es un desfile colorido, de alta energía y el evento más importante del ciclo ritualístico de los cora. Después de laconquista militar de los coras en 1722, los misioneros jesuitas presentaron la Semana Santa como parte de sus esfuerzos para cristianizar al grupo. Después de que los jesuitas fueran expulsados en 1767, los coras pronto reafirmaron su independencia, conservando algunos aspectos cristianos del festival. Sin embargo, los coras completamente transformaron la ceremonia para reflejar su propia cosmología.

Semana Santa se convirtió en la recreación de un antiguo mito mesoamericano: la eterna batalla entre las fuerzas de la luz y la oscuridad. La figura de Cristo representa al sol, la deidad suprema de los coras, mientras que los *judíos* que lo persiguen son espíritus nocturnos. La crucifixión y la resurrección de Cristo simbolizan el ciclo celestial de la noche y de el día, conforme el sol se muere para luego renacer. Los dos opuestos no están divididos en bien y mal; más bien la luz y la oscuridad se consideran complementarias, ambas necesarias, y los coras buscan el equilibrio entre las fuerzas de la naturaleza a través de este ritual.

La Semana Santa de los coras involucra a casi todas las personas de la comunidad de alguna forma u otra. Los ancianos ayunan y hacen oración; los grupos son enviados a la costa para traer comida y artículos ceremoniales; y las familias pasan días y noches preparando grandes banquetes. El festival está gobernado por una jerarquía compleja dirigida por dos figuras llamadas *centuriones*, haciendo alusión a los centuriones romanos que persiguieron a Cristo. Las estrellas del espectáculo son los *judíos*, los espíritus del inframundo que sacrifican al sol. Este papel es desempeñado por los jóvenes de la comunidad, y funciona como un ritual de iniciación para ellos. Todos los hombres cora deben unirse a la Semana Santa un mínimo de cinco veces, aunque hay muchos que han participado decenas de veces. Se transforman simbólicamente a sí mismos al quitarse la ropa, luego se visten sólo con taparrabos, se pintan el cuerpo de pies a cabeza.

Muchos fabrican máscaras de papel maché manufacturadas con tremendo detalle, que representan animales fantásticos, demonios y al diablo, combinados con cuernos de animales, fibra vegetal y otros materiales naturales. Cada *judío* carga con él una espada de madera, así como un sonajero hecho con un caparazón de tortuga con piedrecillas dentro, aunque tienen la libertad de hacer el disfraz que prefieran. La tradición es representar a un demonio, pero muchos disfraces son comentarios sociales satíricos que grupos de amigos a menudo basan en un tema en común. En las comunidades cora más grandes, los *judíos* sobrepasan los cientos, formando un colorido y sobrenatural ejército de demonios y criaturas del inframundo.

A partir del miércoles de la Semana Santa, el orden tradicional se suspende: los gobiernos de la comunidad se cierran, los *judíos* toman control y el mundo se pone de cabeza simbólicamente. Durante tres días y noches, los demonios corren a través de sus aldeas al son de sonidos de flautas y tambores, realizando una serie de rituales y bailes increíblemente organizados y coreografiados, con poca comida, agua o descanso entre ellos. El ayuno, el calor y la fatiga son un reto físico difícil. Los *judíos* no pueden dañar a otras personas o propiedad, pero de lo contrario son libres de expresarse, frecuentemente con divertidos resultados. Mientras que la mayoría de las ceremonias de los coras son dirigidas por los ancianos, la Semana Santa es el momento para los hombres jóvenes, y su vigor juvenil representa la fertilidad y el renacimiento.

El sábado en la mañana una serie de fuegos artificiales anuncia *la Gloria*, el momento de la Resurrección y la restauración del orden. Esta es la señal para que los *judíos* se limpien la pintura, destruyan sus máscaras y espadas, y regresen a la forma humana cuando el festival termina.

Moose 2012

Animal Figure 2012

132 **Guadalupe with Woven Cora Bolsa, Nayarit** 2012

Cora Judíos 2012

138 **Cora Judío** 2013

Cora Judíos 2013

Arquiano with Tortoise Shell Rattle 2013

Man with Skull Plaque 2013

Teddy Bear Love Plaque and Indio 2013

OAXACA

FESTIVALS: Saint John the Baptist, Saint Peter

LOCATIONS: San Juan Mixtepec, San Pedro Cajonos

STATE: Oaxaca

PAGE 147: **Mixes, San Pedro Cajonos** 2015

IN THE FARMING COMMUNITIES of ancient Mexico the ceremonial calendar revolved around seasonal changes and agricultural cycles. The summer solstice was laden with cosmological significance, and also occurred at the onset of the monsoons and planting season. Following the Spanish conquest and in order to continue observing their traditional rituals, local populations worshipped Catholic religious figures whose saints' days coincided with pre-Hispanic agricultural rites.

SAINT JOHN THE BAPTIST, JUNE 21: The Mixtec are one of the largest indigenous groups in Oaxaca and occupy much of the western half of the state, known as *la Mixteca*. San Juan Bautista is the patron saint of the small town of San Juan Mixtepec, and the festival in his honor is the largest and most important of the year. San Juan is considered a rain deity and guardian of the community, who also brings good fortune in business and love. In recent years the festival has taken on additional significance as the most popular time for U.S. emigrants and their families to return. The town fills with its own, as people renew old acquaintances and visiting children get to know the place where their parents grew up.

The festival is a raucous, joyful affair with Mixtec bands playing the distinctive chilena music of the region and fiesta sponsors passing out shots of mezcal to any and all. The fiesta ends with a tremendous fireworks display lasting nearly two hours.

Among the participants are the *catrines* (dandies), a large group of young people who liven up the fiesta with clownish antics. They are dressed as 19th-century gentleman, with a long-tailed suit, black boots, and cap, supposedly satirizing the French, whose army briefly occupied Mexico during the 1860's. Others dress up as devils, cowboys, or mythological creatures, roaming the streets as freelance buffoons playing harmonicas and other toy instruments, and providing a fun spectacle for the townsfolk.

SAINT PETER, JUNE 29: The Zapotec are another major indigenous group of Oaxaca, located principally in the central and northern parts of the state. Several traditional dance groups include the *Negritos*, *Costales*, and *Mixes*, who participate in the festival of San Pedro in the town of San Pedro Cajonos.

Negritos are ceremonial dancers present all over Mexico, although their attire, music, dances, and meaning vary tremendously. In the Sierra Norte the name refers to African slaves who were brought to the country during the early colonial period, when most of the native Mexicans had died from European diseases, and the Spanish were experiencing a labor shortage. According to local lore, a group of Zapotec traders traveled to Guatemala and became lost in the jungle. They came upon a group of escaped slaves, who were singing and dancing, and who guided them back to their road. In gratitude, the Zapotec promised to replicate the Africans' dance, which is performed to this day in black military-style outfits along with small wooden masks decorated with boars' tusks.

Costales are named for the burlap sacks that comprise the base of their outfits. In other towns of the region these dancers are known as *Huenches*, which is derived from the Nahua term *huehue*, meaning "the old ones." In pre-Hispanic times they performed fertility rites dedicated to the earth goddess. When these were prohibited by the Spanish, the Zapotecs were able to continue the fertility dances by dedicating them to San Pedro. *Mixe* dancers reference the *Mixe* people who live to the east of the Zapotecs. They are dressed in *Mixe* clothing or as cowboys, and their dances and antics poke fun at their neighbors and provide a comic spectacle.

EN LAS COMUNIDADES AGRÍCOLAS del México antiguo, el calendario ceremonial giraba en torno a cambios de estación y ciclos agrícolas. El solsticio de verano estaba cargado de importancia cosmológica, y también ocurría al inicio de los monzones y la temporada de siembra. Después de la conquista española y para continuar observando sus rituales tradicionales, las poblaciones locales adoraban a figuras religiosas católicas cuyos días de santos coincidían con los ritos agrícolas prehispánicos.

SAN JUAN BAUTISTA, JUNIO 21: Los mixtecos son uno de los grupos indígenas más grandes de Oaxaca, ocupando gran parte de la mitad occidental del estado, conocida como *la mixteca*. San Juan Bautista es el santo patrón de la pequeña ciudad de San Juan Mixtepec, y el f estival en su honor es el más grande y el más importante del año. San Juan es considerado un dios de la lluvia y guardián de la comunidad, quien también trae buena fortuna en los negocios y en el amor. En los últimos años, el festival también ha adquirido significado como el momento más popular para que regresen los inmigrantes estadounidenses y sus familias. La ciudad se llena de su propia gente, ya que las personas reconectan con viejas amistades y niños que visitan pueden conocer el lugar en el que se criaron sus padres y madres.

El festival es todo un acontecimiento escandaloso y alegre con bandas mixtecas que tocan la música chilena distintiva de la región y patrocinadores de la fiesta le reparten de mezcal a todos. La fiesta termina con un tremendo despliegue de fuegos artificiales que dura casi dos horas.

Entre los participantes están los *catrines*, un gran grupo de jóvenes que amenizan la fiesta con "payasadas" y travesuras. Se visten como caballeros del siglo XIX, con traje de cola larga, botas negras y sombrero, supuestamente satirizando a los franceses, cuyo ejército ocupó brevemente México durante la década de los sesenta en el siglo XIX. Otros se disfrazan de demonios, vaqueros o criaturas mitológicas, vagando por las calles como bufones tocando armónicas y otros instrumentos de juguete, brindando un divertidísimo espectáculo para los locales.

SAN PEDRO, JUNIO 29: Los zapotecas son el otro grupo indígena importante de Oaxaca, ubicado en las partes central y norte del estado. Varios grupos de danza tradicional incluyen los *negritos*, los *costales* y los *mixes*, quienes participan en el festival de San Pedro en la ciudad de San Pedro Cajonos.

Los *negritos* son bailarines ceremoniales presentes en todo México, pero su vestimenta, música, bailes y significado varían enormemente. En la Sierra Norte, el nombre hace referencia a las personas africanas esclavizadas que fueron traídas al país durante los primeros años del período colonial, cuando la mayoría de los mexicanos nativos habían muerto de enfermedades europeas, y los españoles pasaban por una etapa de escasez de mano de obra. Según la tradición local, un grupo de comerciantes zapotecas viajó a Guatemala y se perdió en la jungla. Se encontraron con un grupo de esclavos que se habían escapado, que estaban cantando y bailando, y quienes después los guiaron de regreso a su camino. En agradecimiento, los zapotecos prometieron replicar la danza de los africanos, la cual se realiza hasta el día de hoy en trajes negros de estilo militar, junto con pequeñas máscaras de madera decoradas con colmillos de jabalí.

Los *costales* se llaman de esta forma por los sacos de arpillera que forman la base de sus trajes. En otros pueblos de la región, a estos danzantes se les conoce como *huenches*, que se deriva del término *huehue*, de proveniencia nahua que significa "los antiguos". En tiempos prehispánicos realizaban ritos de fertilidad dedicados a la diosa de la tierra. Cuando estos fueron prohibidos por los españoles, los zapotecos pudieron continuar las danzas de la fertilidad dedicándoselas a San Pedro. Los danzantes de *mixe* hacen referencia a la gente *mixe* que vive al este de los zapotecas. Se visten con ropa Mixe o como vaqueros, y sus bailes y travesuras se burlan de sus vecinos mientras ofrecen un espectáculo cómico.

Costal Dancer with Bull, San Pedro Cajonos 2015

Costales, San Pedro Cajonos 2015

Costales, San Pedro Cajonos 2015

Negrito Colmilludos | Tusked Mask, San Pedro Cajonos 2015

Negrito with Hardwood Castanets, San Pedro Cajonos 2015

Costales Family, San Pedro Cajonos 2015

Pinguinos | Penguins, San Juan Mixtepec 2015

Catrines | Dandies, San Juan Mixtepec 2015

Carnavaleros, San Juan Mixtepec 2015

GUERRERO

FESTIVALS: Virgin of the Assumption, Santa Ana, Santiago

LOCATIONS: Chilapa, Mochitlán, Quechultenango

STATE: Guerrero

PAGE 165: Tlacololero Dancer | Fox 2017

THE STATE OF GUERRERO is renowned for its ceremonial masks and brightly attired dance groups. The summer celebrations of patron saints—the Virgin of the Assumption in Chilapa, Santiago in Quechultenango, and Santa Ana in Mochitlán—showcase this regional color and variety. Even though the area has long been thoroughly Christianized, today's festivals combine Catholic and Mesoamerican elements, such as the ritual of *Tlanexcayotile*, a solar ceremony held at dawn in Mochitlán.

THE SANTIAGUEROS DANCE: Santiago (Saint James), always depicted as a horseman in Spanish Catholic iconography, historically represented the medieval crusades to drive the Moors out of Spain. Later, Santiago became a symbol of Spanish military and spiritual conquest in Mexico, and today the Santiagueros dance is performed all over the country. In Quechultenango, dancers known as *Cueras* enact the battle between good and evil, and the victory of Christianity over native "paganism." Santiago often features a horse protruding from the front and rear of his costume to show him riding, and one of his names is *el Caballito* (little horse), while the leader of the pagans is called *el Pilato* after Pontius Pilate. During the dance, Santiago tries to evangelize the *Moros* and *Indios* peacefully, but they refuse. A battle ensues in which Santiago emerges victorious, finally forgiving his vanquished enemies, who then convert to Christianity.

THE TLACOLOLEROS DANCE: The *tlacololeros* or *zayacapoteros* (farmers) is one of many dances in Guerrero featuring jaguars, also called *tigres* or *tecuanes*. In much of the region, the jaguar used to be a highly revered symbol of strength and wisdom with shamanic powers. Now he is more of a marauding nuisance, and the dance shows good-versus-evil played out as human civilization versus wild nature. The *Tlacololero* , poor peasant farmers, dress in raggedy costumes made of burlap sacks, with capes and masks made of palm known as *zoyate*. During the dance,

the jaguar frolics as he eyes fields and flocks, and dedicates himself to scaring bystanders. To defend themselves, the farmers crack their whips, creating loud popping sounds like crackling fire to scare the jaguar. A hunter and his dog also accompany them and, after a long pursuit, finally capture *el tigre*.

THE PESCADOS DANCE: The *pescados* (fish) dance is thematically similar to the *tlacololeros*, but with a coastal flavor, which may have originated in nearby Costa Chica. This area is inhabited by Afro-Mexicans, descendants of slaves brought to Mexico in the early days of the Spanish colony, and the dancers' masks are black as a result. They are accompanied by a woman known as the *maringuiña* (old lady), who is usually played by a man. The wild animal in this case is a crocodile that tries to steal the fisherman's catch. A dancer who carries a huge likeness of the beast represents the crocodile, with hinged jaws activated by the dancer, who opens and snaps them shut trying to bite the dancers and anybody else who comes within range.

THE DIABLOS DANCE: *Diablos* (devils) are a very popular theme at nearly every Mexican festival. They serve as the evil enemy to be vanquished by Christianity, but also frequently take on the role of buffoons who provide comic relief. The *diablos* in Mochitlán form their own groups, consisting of male figures known as *el diablo mayor*, female *diablas* who represent sexual lust, and death. The *diablo mayor* often wears huge horns and bright colors to offset their basic black clothing; the *diablas* are young men in drag, who often dress in sexually provocative outfits and carry whips; and the Death figures can be classic Grim Reaper types, or modern interpretations such as machine-gun-toting soldiers.

EL ESTADO DE GUERRERO es reconocido por sus máscaras ceremoniales y coloridas vestimentas de danza. Las celebraciones de verano de los santos patronos—la Virgen de la Asunción en Chilapa, Santiago en Quechultenango y Santa Ana en Mochitlán—muestran este color y variedad regional. Si bien el área ha sido cristianizada a fondo, los festivales de hoy combinan elementos católicos y mesoamericanos, como el ritual del *tlanexcayotile*, una ceremonia en honor al sol que se realiza al amanecer en Mochitlán.

LA DANZA DE LOS SANTIAGUEROS: Santiago, quien siempre es representado como un jinete en la iconografía católica española, representó históricamente las cruzadas medievales para expulsar a los moros de España. Más tarde, Santiago se convirtió en un símbolo de la conquista espiritual y militar española en México, y hoy en día se realiza la danza de los santiagueros en todo el país. En Quechultenango, los danzantes conocidos como *cueras* representan la batalla entre el bien y el mal, y la victoria del cristianismo sobre el "paganismo" nativo. Frecuentemente Santiago es representado con un caballo que sobresale de la parte delantera y trasera de su disfraz para enseñarlo montando, y uno de sus nombres es *Caballito*, mientras que el líder de los paganos se llama *el Pilato*, por Poncio Pilato. Durante el baile, Santiago intenta evangelizar pacíficamente a los moros e indios, pero ellos se niegan. Sigue una batalla en la que Santiago sale victorioso, perdonando finalmente a sus enemigos vencidos, quienes luego se convierten al cristianismo.

LA DANZA DE LOS TLACOLOLEROS: Los tlacololeros o zayacapoteros (granjeros) son una de las muchas danzas en Guerrero con jaguares, también llamados *tigres* o *tecuanes*. En gran parte de la región, el jaguar solía ser un símbolo muy venerado de la fuerza y la sabiduría con poderes chamánicos. Ahora es más bien algo como una molestia merodeadora, y la danza muestra el bien contra el mal personificado como la civilización humana contra la naturaleza salvaje. El *tlacololero*, campesinos pobres, se viste con trajes harapientos hechos de sacos de arpillera, con capas y máscaras hechas de la palma conocida como *zoyate*. Mientras se realiza la danza, el jaguar se regocija al ver los campos y las manadas, y se dedica a asustar a los transeúntes. Para defenderse, los granjeros lanzan latigazos al aire, creando ruidos fuertes parecidos al fuego como para asustar al jaguar. Un cazador y su perro también los acompañan y, después de una larga persecución, finalmente capturan al *tigre*.

LA DANZA DE LOS PESCADOS: El tema de la danza de los pescados es similar al de los tlacololeros, pero con un sabor costeño que puede haberse originado en la zona cercana de Costa Chica. Esta zona está habitada por afro-mexicanos, descendientes de personas esclavizadas traídas a México en los primeros días de la colonia española—como resultado, las máscaras de los danzantes son negras. Los acompaña una mujer conocida como *la maringuiña* (anciana), quien generalmente es interpretada por un hombre. El animal salvaje en este caso es un cocodrilo que intenta robar la captura del pescador. Un danzante que tiene una gran similitud con la bestia es quien representa al cocodrilo, con las mandíbulas articuladas activadas por el danzante, quien las abre y las cierra para intentar morder a los bailarines y a cualquier otra persona que se esté cerca.

LA DANZA DE LOS DIABLOS: Los diablos son un tema muy popular en casi todos los festivales mexicanos. Funcionan como representación del enemigo malvado a ser vencido por el cristianismo, pero en ciertas ocasiones también asumen el papel de bufones para proveer un tipo de alivio cómico. Los *diablos* en Mochitlán forman sus propios grupos, formados por figuras masculinas conocidas como *el diablo mayor*, mujeres *diablas* que representan lujuria sexual y muerte. El *diablo* mayor a veces usa cuernos y se viste en colores brillantes para compensar su ropa negra básica; las diablas son hombres jóvenes vestidos de mujer con atuendos sexualmente provocativos y cargando látigos; y las figuras de la Muerte pueden ser clásicas como la *parca*, o interpretaciones modernas, tales como soldados con ametralladoras.

Chinelo with Wire Mesh Mask, Chilapa 2016

Cuera in Moro Mask with Santa Anita Banner 2017

Reyna and Santiago Caballero │ The Queen and St. James 2017

Reyna | **Queen of the Santiagos** 2017

Tlacololero Dancers 2017

Pescados Dancer 2017

Jaguar and Tiger, Chilapa 2017

Cape of Palm, Zoyate, Mochitlán 2017

Zoyacapoteros con Tejón | Dance of the Tlacololeros de Guerrero with Badger, Mochitlán 2017

Angel with Charrasca | Equine Jawbone Instrument, Mochitlán 2017

Maringuilla | Little Mary of the Dances with Sombrero, Mochitlán 2017

Manuele and Vieja, Mochitlán 2017

Diablita, Mochitlán 2017

XANTOLO

FESTIVAL: Xantolo

LOCATION: San Luis Potosí

REGION: La Huasteca

PAGE 191: **Catrina** 2016

ANCESTOR WORSHIP—the idea that the dead are still among us as gods and spirits—has been a central part of religious belief in Mexico for thousands of years, and is still practiced all over the country. On the Day of the Dead and All Saints' Day, people gather in the cemeteries from tiny rural communities to large cities, to remember, honor, and communicate with their deceased family members, as well as to contemplate their own destinies.

The Huasteca region lies on the eastern slopes of the Sierra Madre Oriental, and occupies parts of several states in northeastern Mexico. The region is well-known for its distinctive traditions in music, food, and dress. Most of the towns are inhabited by *Mestizo* Mexicans, but many of the smaller rural communities are composed of people of the Nahua and Huasteca (Tenek) indigenous groups. The Day of the Dead festivities are known as *Xantolo*. Every family makes an altar for the dead, decorating it with palm leaves and marigold flowers, and loading it with offerings of chocolate, candles, alcohol, tamales, and whatever the deceased people enjoyed when they were alive.

The public rituals are dominated by dance groups known as *comparsas*, each composed of several dozen people. The members of the *comparsas* dress themselves in elaborate costumes representing different aspects of the afterlife: many dress as devils, demons, and death figures, and a popular theme is *la Catrina*, an elegantly dressed skeletal lady. This figure was originally created by the Mexican artist José Guadalupe Posada and reflects European fashion of the early 20th century. Since the dead came from all walks of life, a person can dress up as pretty much anything he or she wants, and this gives the *comparsas* a very colorful, carnavalesque atmosphere. Formerly, participation in the *comparsas* was restricted to males, although that rule has been relaxed and today a high proportion of the participants are female. Many boys and men dress as women and many girls and women dress as

men. The general term for these dancers is *huehue* (the ancient ones). The leader of the *comparsa* is called *el cole* and he often wears an animal-themed mask—made from coatimundi pelts, turtle, or armadillo shells—which emphasizes his relation with the animal spirits. The *comparsa* is always accompanied by music, recorded if necessary, but a live three-piece string group of a violinist and guitar players is greatly preferred.

The *comparsas* meet at the home of *el cole*, assemble, and dance their way around the community, visiting the church, the cemetery, local shrines, and many homes. The sweet minuet music is very lively and the dancers enjoy themselves immensely. But it is not a game: as one participant said, "It's not just dancing—you're playing with death." In recent years community governments have begun holding *comparsa* competitions in the town squares as a way of providing more entertainment, and also of promoting and supporting the dance groups. These competitions have become the main event of the festival in many towns, and have helped rescue traditions that were beginning to fade. Many people fashion their own masks and costumes, resulting in some amazing creations.

EL CULTO A LOS ANTEPASADOS—la idea que los muertos aun siguen con nosotros como dioses y espíritus ha sido una parte fundamental de la creencia religiosa en México por miles de años y la cual aún es practicada en todo el país. En el Día de Muertos y el de Todos los Santos, la gente tanto de pequeñas comunidades rurales como de ciudades grandes, se reúne en los cementerios para recordar, honrar y comunicarse con sus familiares fallecidos, así como para contemplar sus propios destinos.

La región de la Huasteca se encuentra en las laderas orientales de la Sierra Madre Oriental y ocupa partes de varios estados en el noreste de México. La región es reconocida y se distingue por sus tradiciones musicales, culinarias y de vestimenta. La mayoría de las ciudades las habitan mestizos mexicanos, pero muchas de las comunidades rurales más pequeñas están compuestas por personas de los grupos indígenas nahua y huasteca (tenek). Las festividades del Día de Muertos son conocidas como Xantolo. Cada familia hace un altar para los muertos, decorándolo con hojas de palma y flores de cempasúchil, y cargándolo con ofrendas en forma de chocolate, velas, alcohol, tamales y todo lo que los difuntos disfrutaban cuando estaban vivos.

Parte fundamental y que captura la mayor atención en los rituales públicos son los grupos de danza conocidos como comparsas, cada una compuesta por decenas de personas. Los miembros de las comparsas se visten con trajes que representan diferentes aspectos de la vida después de la muerte: muchos se visten de diablos, demonios y figuras relacionadas a la muerte, un tema popular es *la Catrina*, una dama 'esquelética' vestida elegantemente. Esta figura fue creada originalmente por el artista mexicano José Guadalupe Posada y refleja la moda europea de principios del siglo XX. Dado que los muertos provienen de todos los ámbitos y facetas de la vida, una persona puede vestirse como cualquier cosa que desee, y esto le da a las comparsas una atmósfera muy colorida y carnavalesca.

Anteriormente, la participación en las comparsas estaba restringida a hombres, aunque esa regla ha perdido rigidez y hoy en día una gran parte de los participantes son mujeres. Muchos niños y hombres se visten como mujeres y muchas niñas y mujeres se visten como hombres. El término general para estos bailarines es *huehue* (los antiguos). El líder de la comparsa se llama *el cole* y con frecuencia usa una máscara de temática animal, hecha con pieles de coatimundi, tortugas o conchas de armadillo, las cuales enfatizan su relación con los espíritus animales. La comparsa siempre está acompañada por música, grabada de ser necesario, pero es preferente tener a un grupo de cuerdas en vivo de tres integrantes, un violinista y guitarristas.

Las comparsas se ven en la casa de *el cole*, se reúnen y bailan por toda la comunidad, visitan la iglesia, el cementerio, los santuarios locales y muchas casas. La dulce música de los minuetos es muy animada y los bailarines pasan un gran momento de diversión y de disfrutarse a sí mismos. Pero no es un juego: como dijo un participante, "no es solo bailar, estás jugando con la muerte". En los últimos años, los gobiernos de la comunidad han comenzado a realizar competencias de comparsa en las plazas de como una forma de brindar más entretenimiento así como para promover y apoyar a los grupos de danza. Estas competencias se han convertido en el evento principal del festival en muchas ciudades y han ayudado a rescatar las tradiciones que se empezaban a disipar. Muchas personas diseñan sus propias máscaras y disfraces, dando como resultado algunas creaciones sorprendentes.

Catrina, Axtla Jacaraondosos Group, All Saints' Day 2016

Los Obreros | Churchgoers, All Souls' Day 2016

Curandero | Native Healer 2016

Diablo, San Luis Potosí 2016

204 **Viejo with Armadillo Mask** 2016

Comanches 2016

CARNAVAL

FESTIVAL: Carnaval

LOCATIONS: Tenosique, Ocozocoautla de Espinosa

STATES: Tabasco, Chiapas

PAGE 211: Carnaval Dancer with Monkey, Ocozocoautla 2017

CARNAVAL IS CELEBRATED all over Mexico, although different communities have very distinct traditions, as in the southern states of Tabasco and Chiapas.

Tenosique is a small town in Tabasco, located on the Usumacinta River not far from the border with Guatemala. The inhabitants were formerly Mayas who have gradually adopted a *Mestizo* identity, although they continue to practice rituals rooted in ancient Maya tradition. One of the most interesting and important is the dance of the Pochó, which takes place during Carnaval celebrations. The dance begins on January 20th, the feast day of San Sebastian, and is performed every weekend until its culmination on the final Tuesday of Carnaval.

LA DANZA DEL POCHÓ: The dance of the Pochó represents a battle between good and evil, and the eventual purification of the spirit. Pochó is an evil god who intends to destroy the human race, although this figure is not personified in the dance itself. The main figures are the *cojóes*, men dressed with skirts of large *castaña* leaves held in place by lengths of rope wrapped around their waists, along with hats covered with leaves and flowers. They wear wooden masks and adorn themselves with large turtle shells and other objects. They are accompanied by women known as *pochoveras*, who wear traditional brightly colored skirts but no masks. The final figures are the jaguars, who are also called *balanes*, using the Maya term. They can be either men or women, and these days include even small children. Their outfits vary although many include real jaguar pelts. They paint their bodies with yellow clay, and apply spots of black circles using the mouths of bottles. The jaguars are sent by Pochó to fight the *cojóes*, and the battle is enacted in the streets accompanied by flutes and small drums. On the final night of the festival the *cojóes*, *pochoveras*, and jaguars finally unite and together defeat Pochó. The *cojóes* remove and burn their costumes, purifying themselves and killing Pochó in a large ceremony in the central plaza of the town.

The Zoque are a Maya-speaking group who inhabit the northwestern region of Chiapas, as well as parts of Oaxaca, Veracruz, and Tabasco. The largest Zoque town is Ocozocoautla, located in the central lowland region of Chiapas. The town is locally known as Coita, and each year its people celebrate the Carnaval with a five-day bacchanal that is well-known throughout the state. The festival was originally dedicated to the Maya sun god Taháh Hamá (Our Father), and its main purpose was to secure good rains and crops. Obligated by Dominican missionaries to conform to the Catholic ritual calendar, the festival now occupies the pre-Lenten celebrations, and also incorporates many medieval Spanish elements.

Responsibilities for the festivities—organizing the dance groups, paying the musicians, feeding the public, and caring for the saints—are divided between several groups called *cohuinás*, similar to the *cofradías* and *mayordomías* in other communities. Each *cohuiná* is named for one of the main figures in the festival and is represented by a colorfully decorated dancer: San Miguel (Saint Michael) and David represent Christian goodness; Mahomá (Mohammed) represents evil infidels and is a reminder of the Spanish religious wars against the Moors; *los monos* (the monkeys) and *el tigre* (the jaguar) convey the Mesoamerican influence. In addition, each *cohuiná* has several dance groups, all of whom wear elaborate costumes and masks. Each group has a theme, although the costumes are individual and each is a reflection of its maker's imagination. Altogether there are hundreds of dancers, including men, women, and children who represent nearly every family in the community.

EL CARNAVAL SE CELEBRA en todo México, aunque diferentes comunidades tienen tradiciones muy distintas, como en los estados del sur de Tabasco y Chiapas.

Tenosique es un pueblito en Tabasco, ubicado en el río Usumacinta, cerca de la frontera con Guatemala. Sus habitantes anteriormente eran mayas que, gradualmente, fueron adoptando una identidad mestiza, aunque continúan practicando rituales arraigados en la antigua tradición maya. Uno de los más interesantes e importantes es la danza del Pochó, que toma lugar durante las celebraciones del Carnaval. El baile comienza el 20 de enero, la fiesta de San Sebastián, y se realiza todos los fines de semana hasta su culminación el último martes de Carnaval.

LA DANZA DEL POCHÓ: La danza del Pochó representa una batalla entre el bien y el mal, y la purificación final del espíritu. Pochó es un dios malvado que tiene la intención de destruir a la raza humana, aunque esta figura no está personificada en la danza. Las figuras principales son los *cojóes*, hombres que se visten con faldas de hojas grandes de castaña, amarradas con cuerdas envueltas alrededor de sus cinturas, junto con sombreros cubiertos de hojas y flores. Se ponen máscaras de madera y se decoran el cuerpo con caparazones de tortuga de gran tamaño y otros objetos. Los acompañan mujeres conocidas como *pochoveras*, que usan faldas tradicionales de colores brillantes pero ellas sin máscaras. Finalmente, otras imágenes son los jaguares, también llamados *balanes*, término maya. Pueden ser hombres o mujeres, y hoy en día hasta pueden incluir a niños pequeños. Sus trajes varían aunque su gran mayoría presenta pieles de jaguar reales. Pintan sus cuerpos con arcilla amarilla y dibujan manchas de círculos negros usando como herramienta la boca de las botellas. Los jaguares son enviados por Pochó para luchar contra los *cojóes,* y la batalla se realiza en las calles acompañada de flautas y tambores pequeños. Es en la noche final del festival cuando los cojóes, pochoveras y jaguares finalmente se unen y juntos derrotan a Pochó. Los cojóes se quitan sus trajes y los queman a manera de purificación, y matan a Pochó en una gran ceremonia en la plaza central de la ciudad.

Los zoques son un grupo de habla maya que habita en la región noroeste de Chiapas, así como en partes de Oaxaca, Veracruz y Tabasco. La ciudad zoque más grande es Ocozocoautla, ubicada en la región central baja de Chiapas. La ciudad es conocida localmente como Coita, y cada año la gente celebra el Carnaval con una bacanal de cinco días que es de gran reconocimiento en todo el estado. El festival estaba dedicado originalmente al dios sol maya Taháh Hamá (Nuestro Padre), y su objetivo principal era asegurar buenas lluvias y cultivos. Habiendo sido obligado por los misioneros dominicanos a cumplir con el calendario ritual católico, el festival ahora ocupa las celebraciones previas a la Cuaresma y también incorpora muchos elementos medievales españoles.

Las responsabilidades para las festividades—organizar los grupos de danza, pagarle a los músicos, alimentar al público y cuidar a los santos—se dividen entre varios grupos llamados *cohuinás*, similares a las cofradías y mayordomías en otras comunidades. Cada *cohuiná* lleva el nombre de una de las figuras principales del festival y es representada por un danzante vestido de forma colorida: San Miguel y David representan la bondad cristiana; Mahoma representa a los infieles malvados y es un recordatorio de las guerras religiosas españolas contra los moros; los monos y el tigre (el jaguar) transmiten la influencia mesoamericana. Además, cada *cohuiná* tiene varios grupos de danza, los cuales llevan trajes y máscaras hechas con gran detalle. Cada grupo tiene un tema, aunque los disfraces son individuales y cada uno es un reflejo de la imaginación de su creador. En total, hay cientos de danzantes, incluidos hombres, mujeres y niños que representan a casi todas las familias de la comunidad.

El Pochó | Jaguar Dancer, Tenosique 2017

Cojó with Teddy Bear, Tenosique 2017

Depicting Character Known as Drunken Cojó, Tenosique 2017

Cojó with Tortoise Shell, Tenosique 2017

Cojós with Shiquish | Hollow Sticks with Seeds, Tenosique 2017

Los de la Casa Grande | Those of the Big House, Ocozocoautla 2017

Cohuina of San Miguel, Ocozocoautla 2017

Las Rebeldes | Carnival Dancers, Ocozocoautla 2017

Charro, Ocozocoautla 2017

Autóctonos | Indigenous Group, Ocozocoautla 2017

230 **Man with Matracha** | Noisemaker, Ocozocoautla 2017

Marimberos | Marimba Players, Ocozocoautla 2017

Enamorado | In Love, Ocozocoautla 2017

Auténticos, Cohuina Natividad | Nativity Group, Ocozocoautla 2017

Photographer, Ocozocoautla 2017

Alistonado | Ribboned One, Ocozocoautla 2017

Guapo del Paraje | **Handsome One** 2017

ACKNOWLEDGMENTS

"Face the world with good eyes." Leonides Garcia, my assistant in Chilapa, sent me those words to describe how I approach my work, and I have treasured the idea ever since. Thank you, Leonides. Photography has led me into a world of eye-opening and incredible places and experiences.

My love of Mexico began in the 1970s, when I spent time in Yucatán with friends Sandra and Gilberto Silva Rivera. Years later Jose Bedia suggested I travel to Sonora, Mexico. His friend Ruben Hernandez Urbalejo helped me gain access to the Yaqui Semana Santa ceremonies. While photography of the rituals proved impossible, Estevan Jusacameu Yukupicio graciously allowed me to photograph the Mayo Fariseos.

Later I connected with George Otis, an anthropologist based in Mexico with whom I have worked closely ever since. We have traveled to many festivals, and the hospitality shown to two strangers has been amazing—we have feasted on tamales, chicken in red sauce, tortillas, mescal—all the most wonderful food and drink of Mexico. George and I both admit we love to party crash, which is probably how we gained access to photograph! Thank you, George, for your significant contribution to this project.

In Puebla, thanks to Vicky Rosales, Casa de la Cultura Teziutlan; Raphael Julian; Pablo Minando, Director of the Museo Cultural; Emilio Aquino Teodocio; and historian Augusto Diaz. In Chuisete, special thanks to Veshalica Castillo Guzman, Victorino Diaz Canare, Victorino Diaz Molina, and Alexis Reyes Ibarra. Thank you to everyone in San Juan Mixtepec and in San Pedro Cajonos, for your openness and generosity, especially to Presidenta Municipal, Edith Juárez Hernández. Edgardo Rudy Pina Garduno provided vital assitance with the Corpus Christi celebrations. In Michoacán, thanks to Rick Hall of Zocalo Folk Art and Tours, Jaime Santillan, and Alvaro Obregon. During Xantolo celebrations, Juan Manuel Delgado, Juan Jose Gamez, Joaquin Trujillo and mask maker Julio Garcia del Angel were amazing, and helped with front row seats to the festivities.

In Tenosique and Ocozocoautla, the Departments of Tourism generously opened doors, with help from Luis Toledo from Danza del Poncho. In Mochitlán, the Mayordomo and Abas Bello Pelaez invited us to dine at long tables with at least a hundred other community members, including costumed performers. In Zacatecas, I was assisted by Gustavo Alejandro Villagrana Avila, Santiago Roberto Joaquín Huerta, Capitán de los Tastuanes, and historian Héctor Pascal.

My mother, Rhoda Galembo, has always inspired me. Many thanks for indispensable assistance from Marisa Scheinfeld, Rowynn Dumont, Mark and Mary Kate McCarty, Laura Anderson Barbata, Nelly Robles, Axel Arturo Barcelo, Randall Morris and Shari Cavin, Edward Sullivan, Chris Boot (for suggesting I focus on my Mexico work), Steven Kasher, and Irina Toshkova, Director of New Gallery of Modern Art. I could not have done without the help of Anne Turyn, andcontributions by Bryan Stevens of mexicandancemasks.com, as well as invaluable advice from my dear friend, Mary Virginia Swanson. This project was possible thanks to generous support from the Guggenheim Foundation for my Guggenheim Fellowship, the New York Foundation for the Arts Artist Fellowship Program, and the University at Albany, State University of New York, where I taught and am now professor emeritus. Very special thanks to Sergio Rodríguez-Blanco for his thoughtful essay. I am deeply grateful to the amazing people who produced this beautiful celebration of Mexico: thank you Esteban Mauchi, Keith Thomas, and Tom Hurley; at DAP: especially Elisa Nadel, Jane Brown, and, Logan Pettit; at Radius Books: David Chickey, Megan Mulry, and Montana Currie.

To the people of Mexico: Thank you for your generosity, creativity, and for opening your hearts and sharing your amazing festivities—your masquerades, costumes, and rituals have inspired my photography. I hope I have done justice to the magical quality of transformation embodied in your celebrations. It has been fascinating to see the evolution and variations of disguises that have developed over time, and that continue to distinguish one village from the next. Your kindness and humor were boundless, as you shared your rich cultural heritage.

"Enfrenta al mundo con buenos ojos." Leonides García, mi asistente en Chilapa, me envió esas palabras para describir la forma en la que abordo mi trabajo, y he atesorado la idea desde entonces. Gracias, Leonides. La fotografía me ha llevado hacia un mundo lleno de lugares y experiencias reveladoras e increíbles.

Mi amor por México comenzó en los setentas, cuando pasé tiempo con mis amigos Sandra y Gilberto Silva Rivera en Yucatán. Años después, José Bedia me sugirió que viajara a Sonora, México. Su amigo Rubén Hernández Urbalejo me ayudó a obtener acceso a las ceremonias de la Semana Santa yaqui. Mientras que la fotografía en los rituales resultó imposible, Esteban Jusacameu Yukupicio, de muy buena voluntad, me permitió fotografiar a los mayo fariseos.

Después me puse en contacto con George Otis, un antropólogo basado en México con quien he trabajado cercanamente desde entonces. Hemos viajado a muchos festivales, y la hospitalidad que se le ha demostrado a dos extraños ha sido increíble—hemos festejado y comido tamales, pollo en salsa roja, tortillas, mezcal—todas las comidas y bebidas más increíbles de México. Tanto George como yo admitimos que nos encanta colarnos a las fiestas, ¡que es como muy probablemente hemos tenido acceso a fotografiarlas! Gracias, George, por tu contribución tan importante a este proyecto.

En Puebla, gracias a Vicky Rosales, Casa de la Cultura Teziutlan; Raphael Julian; Pablo Minando, Director del Museo Cultural; Emilio Aquino Teodocio; y al historiador Augusto Diaz. En Chuisete, un agradecimiento muy especial para Veshalica Castillo Guzman, Victorino Diaz Canare, Victorino Diaz Molina y Alexis Reyes Ibarra. Gracias a todos en San Juan Mixtepec y en San Pedro Cajonos, por su franqueza y generosidad, especialmente a la Presidenta Municipal, Edith Juárez Hernández. Edgardo Rudy Piña Garduño brindó asistencia vital para las celebraciones del Corpus Cristi. En Michoacán, gracias a Rick Hall de Zocalo Folk Art and Tours, Jaime Santillan y Álvaro Obregón. Durante las celebraciones de Xantolo, Juan Manuel Delgado, Juan José Gamez, Joaquín Trujillo y el fabricante de máscaras Julio García del Ángel fueron maravillosos y ayudaron a que estuviéramos en primera fila durante las festividades.

En Tenosique y Ocozocoautla, el Secretaría de Turismo que generosamente nos abrió sus puertas, con ayuda de Luis Toledo de Danza del Poncho. En Mochitlán, el Mayordomo y Abas Bello Pelaez nos invitaron a cenar con otros cien miembros de la comunidad, incluyendo a artistas con sus disfraces. En Zacatecas, me asistieron Gustavo Alejandro Villagrana Ávila, Santiago Roberto Joaquín Huerta, Capitán de los tastuanes y el historiador Héctor Pascal.

Mi madre, Rhoda Galembo, siempre me ha inspirado. Muchas gracias por la asistencia indispensable de Marisa Scheinfeld, Rowynn Dumont, Mark y Mary Kate McCarty, Laura Anderson Barbata, Nelly Robles, Axel Arturo Barcelo, Randall Morris y Shari Cavin, Edward Sullivan, Chris Boot (por sugerirme que me concentrara en mi trabajo sobre México), Steven Kasher, e Irina Toshkova, Directora de la Nueva Galería de Arte Moderno. No pudiera haberlo logrado sin la ayuda de Anne Turyn, y las contribuciones de Bryan Stevens de mexicandancemasks.com, así como sin los invaluables consejos de mi querida amiga Mary Virginia Swanson. Este proyecto fue posible gracias al generoso apoyo de la Fundación Guggenheim para mi beca Guggenheim, el New York Foundation for the Arts Artist Fellowship Program y la Universidad de Albany, Universidad Estatal de Nueva York, donde di clases y de donde soy profesora emérita. Un agradecimiento especial para Sergio Rodríguez-Blanco, por su ensayo tan profundo. Estoy profundamente agradecida con las increíbles personas que hicieron posible esta hermosa celebración a México: gracias Esteban Mauchi, Keith Thomas y Tom Hurley; en DAP: especialmente Elisa Nadel, Jane Brown y Logan Pettit; en Radius Books: David Chickey, Megan Mulry y Montana Currie.

A la gente de México: gracias por su generosidad, creatividad, y por abrirnos sus corazones y compartirnos sus increíbles festividades—sus fiestas de máscaras, disfraces y rituales han inspirado mi fotografía. Espero haberle hecho justicia a la cualidad de transformación tan mágica personificada en sus celebraciones. Ha sido fascinante ver la evolución y las variaciones de los disfraces que se han desarrollado con el tiempo, y que continúan otorgando cualidades que diferencían a un pueblo de otro. Su amabilidad y su humor no tuvieron límites conforme me fueron compartiendo su rico legado cultural.

RADIUS BOOKS es una organización sin fines de lucro 501(c)(3) exenta de impuestos cuya misión es alentar, promover y publicar libros de valor artístico y cultural. Creemos que las artes desempeñan un papel importante en la sociedad y que los libros pueden expandir y mejorar de manera eficaz la visión artística.

RADIUS BOOKS is a tax-exempt 501(c)(3) nonprofit organization whose mission is to encourage, promote, and publish books of artistic and cultural value. We believe that the arts play a significant role in society and that books can expand and effectively enhance great artistic vision.

RADIUS BOOKS

227 E. Palace Avenue, Suite W, Santa Fe, NM 87501
t: (505) 983-4068 | radiusbooks.org

Available through

D.A.P. / DISTRIBUTED ART PUBLISHERS
75 Broad Street, Suite 630, New York, NY 10004
t: (212) 627-1999 | artbook.com

ISBN 978-1-942185-57-4

Library of Congress Cataloging-in-Publication Data
available from the publisher upon request

DESIGN: David Chickey & Montana Currie
PRE-PRESS: Dexter Premedia
TRANSLATION: Alexia Veytia-Rubio

Printed by Editoriale Bortolazzi-Stei, Verona, Italy

IMAGE CREDITS

page 2: Deer and Bull, Semana Santa 2012
page 4-5: Santiagos, Puebla 2015
page 6: Diabla with Vampire Clapper Box, Michoacán 2017
page 8: La Danza del Pochó / Jaguar Dance, Tenosique 2017